Why
식이섬유

Why 식이섬유

초판 인쇄 2014년 11월 03일
초판 4쇄 2022년 02월 25일

지은이 문동성
펴낸이 이태규
북디자인 강민정 • **영업마케팅** 유수진 • **전자책** 김진도

발행처 아이프렌드
주소 대전광역시 서구 괴정로 107 연흥빌딩 201호(괴정동 53-10번지)
전화 042-485-7844 **팩스** 042-367-7844
주문전화 070-7844-4735~7
홈페이지 www.ifriendbook.co.kr
출판등록번호 제 305 호

ⓒ문동성 (저작권자와 맺은 특약에 따라 검인을 생략합니다.)
ISBN 978-89-6204-195-8 (03510)

이 책은 저작권법에 따라 보호받는 저작물이므로 무단 전재와 무단 복제를 금지하며,
이 책 내용의 전부 또는 일부를 이용하려면 반드시 저작권자와 아이프렌드의
서면동의를 받아야 합니다.

• 값은 뒤표지에 있습니다.
• 잘못된 책은 구입처에서 바꾸어 드립니다.

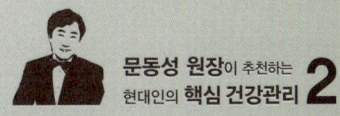

문동성 원장이 추천하는
현대인의 **핵심 건강관리** 2

Why
식이섬유

식이섬유로 젊고 건강하고 날씬하게

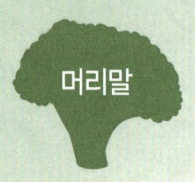

머리말

 사회가 발달할수록 우리는 점점 자연으로부터 멀어지는 것만 같다. 식물의 줄기와 잎 그리고 거기에 열리는 열매 및 씨앗에 담긴 자연의 에너지는 흙 속의 수많은 미생물 덕분에 한 포기, 한 뿌리씩 형성된다. 그런데 현대인이 음식 에너지와 영양의 가치를 잊은 채 오로지 맛만 생각하고 그걸 먹고 마시는 일이 줄어들면서 몸이 필요로 하는 자연적인 영양 섭취는 부족한 상황이다.

 다른 한편으로 식품 산업이 고도로 발달하면서 영양보다는 말초신경을 자극하는 달고 고소한 혀 맛의 감각이 우리를 지배하고 있다. 이에 따라 조리가 쉽고 간단하며 보기 좋은 음식을 선호하는 경향이 강해졌고 그에 따른 영양 결핍이 일어나고 있다. 그뿐 아니라 올바르지 않은 식습관이 낳은 여러 질병이 만성화하고 갈수록 비만 인구가 늘어나 이제는 '글로비시티(Globisity, 글로벌[Global]과 비만[Obesity]을 조합한 신조어)'라는 만국병이 만연하는 지경이다.

나는 어릴 적 할머니가 아궁이에서 구워주시던 군고구마 맛을 잊을 수가 없다. 뜨거워서 호호 불어가며 껍질을 까먹던 그 고구마는 자연이 우리에게 준 단맛을 그대로 간직하고 있었다. 하지만 그것이 오늘날에는 식품 산업화로 인해 정제해서 만든 고구마 케이크나 고구마 칩, 고구마 스틱 등 가공한 단맛으로 변하고 말았다.

가공식품 개발은 쉽고 간단하게 그리고 편하게 살고 싶어 하는 현대인의 욕구와 맞아떨어지면서 영양 가치보다는 혀가 요구하는 음식과 식품 쪽으로 흘러가고 있다.

그러나 2000년대 들어 현대의학의 한계가 드러나면서 영양학, 분자교정의학 등이 주목을 받기 시작했다. 이어 비타민과 미네랄의 중요성이 널리 알려지는 동시에 활성산소와 항산화제, 비타민 C 등의 필요성이 대두되었다. 어느덧 오메가-3까지도 먹지 않으면 왠지 불안할 정도로 국민영양제로 자리 잡았다.

그로부터 10년이 지난 2010년 무렵 '해독'이라는 용어가 전 국민 사이에 알려지기 시작했다. 지금은 해독이 TV나 매스컴에서 의사, 한의사, 약사 모두가 외치는 영양학의 필수과목이 되어버린 느낌이다.

건강관리 요법들은 여태껏 소리 없이 널리 퍼져 왔다. 그러다가 그 체험과 경험이 구전을 통해 알려지기 시작하면서 건강에 대한 인식이 점점 높아졌다. 하지만 건강은 건강할 때 지켜야 하고 병원이나 의사가 아닌 자신이 주체가 되어야 한다는 사실을 모르는 사람이 여전히 많다. 그들은 맛있는 음식들을 배불리 먹으면서 "세상에 먹는 재미가 없으면 어떻게 살아"라며 스스로를 위로한다. 그렇게 애써 디톡스를 무시하지만 자꾸만 부풀어 오르는 복부와 늘어나는 체중에 고민하고 아침마다 변을 보기가 힘

들어 고통을 겪는다. 그뿐 아니라 갈수록 늘어나는 피부 노화와 고혈압, 당뇨, 고지혈증 그리고 약해지는 자신의 몸을 느끼면서 "세월은 어쩔 수가 없구나"를 탄식하며 살아가는 것이 우리의 자화상이다.

비만을 치료하고자 살 빼는 약을 먹고 변하제·혈압강하제·당뇨약·고지혈증 치료제를 먹으면서 수치상의 결과에 안심하기도 하지만, 또 피부 클리닉에서 온갖 좋다는 치료를 다 받지만, 왠지 모르게 거꾸로 가는 듯한 느낌이 들게 마련이다. 급기야 '탄수화물 중독증'이라는 말이 유행하면서 당의 위험성이 널리 알려지긴 했어도 여기에 어떻게 대처해야 하는지 속 시원히 가르쳐주는 사람은 아무도 없다.

식품 산업의 엄청난 발전 속에서 우리 몸이 원하는 음식은 점점 사라져가고 있다. 그리고 혀끝의 말초신경을 자극하는 소위 '맛있는 음식'을 찾아다니는 현대인의 모습은 마치 뭔가에 빠져버린 '중독형 인간'처럼 보인다.

정제한 가공식품 위주의 음식 환경 속에서 정신을 똑바로 차리고 건강관리 원칙을 최대한 지켜 나가는 생활습관과 식습관만이 건강 백세 시대를 젊고 날씬하게 살아가는 비결이 아닐까 싶다. 그런 의미에서 식사 시에 충분한 식이섬유 섭취와 식전에 식이섬유보충제 섭취로 영양의 균형을 잡아주는 생활 속 지혜가 필요한 현대인을 위해 왜 식이섬유를 먹어야 하는지 정리해보았다.

저자 문동성

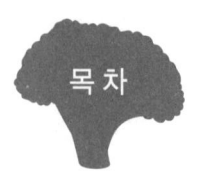

머리말 04

제1장. 식이섬유의 정의와 역할
1. 식이섬유란? 14
2. 식이섬유의 분류 16
3. 각 소화관에서의 식이섬유의 작용 17
4. 식이섬유의 기능 20
5. 식이섬유 부족과 질병 26

제2장. 불용성 식이섬유
1. 셀룰로스 32
2. 헤미셀룰로스 34
3. 리그닌 35
4. 키틴·키토산 37
5. 키토올리고당 43

제3장. 수용성 식이섬유 -고분자성-

1. 펙틴 48
2. 구아검 53
3. 저분자 구아검 55
4. 차전자피 58
5. 아라비아검 61
6. 로커스트빈검 64
7. 해조다당류 65
8. 난소화성 덱스트린/말토 덱스트린 68
9. 난소화성 올리고당 72
10. 폴리덱스트로스 74
11. 카카오 75
12. 귀리 식이섬유 82

제4장. 식이섬유를 활용한 치료

1. 변비 88
2. 클린(디톡스) 96
3. 비만 98
4. 대사증후군 100
5. 장내세균 균형 102

글을 마치며 105
참고 문헌 108

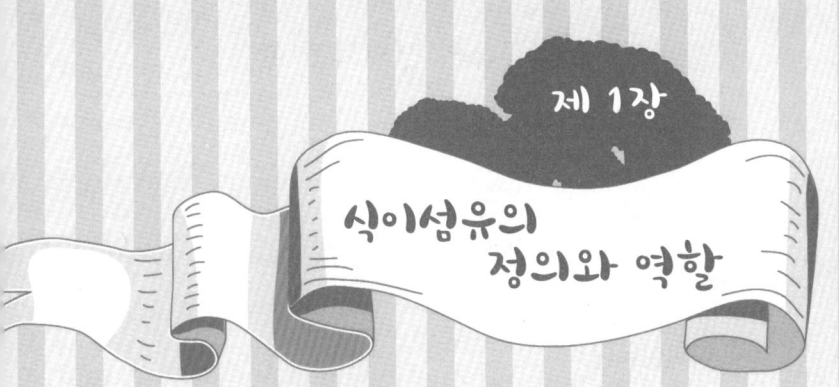

제 1장

식이섬유의 정의와 역할

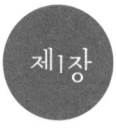
제1장

식이섬유의 정의와 역할

1. 식이섬유란?

식이섬유란 '식품 중 인간의 소화효소에 의해 가수분해 되지 않아 소화할 수 없는 성분'을 말한다. 이러한 식이섬유는 섭취해도 인체 내에서 탄수화물, 단백질, 지방과 달리 에너지원이 되지 않으며(칼로리 0) 소화효소로 분해 되지도 않는다.

이처럼 일종의 '찌꺼기'에 불과하던 식이섬유는 1971년 영국의 외과의사 데니스 버킷(Denis Burkitt)이 영양소

로서의 기능을 밝혀내면서 지속적인 연구가 이뤄졌다. 덕분에 식이섬유가 소화기질환(대장암, 변비, 게실, 충수염, 궤양)과 대사성질환(비만, 고혈압, 당뇨, 고지혈증, 담석, 동맥경화)에 효과가 있다는 것이 알려지면서 5대 영양소인 탄수화물, 지방, 단백질, 비타민, 미네랄에 이어 제6의 영양소로 자리 잡게 되었다.

식이섬유의 정의

사람의 소화효소로는 소화되지 않는 난소화성 다당류를 말한다. 즉, 소화되는 성분을 미리 소화효소로 분해하고 남는 나머지 성분을 의미한다.

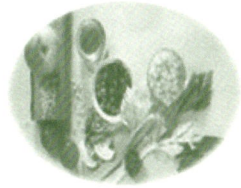 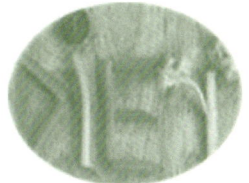

2. 식이섬유의 분류

식이섬유는 물에 녹는 수용성과 물에 녹지 않는 불용성으로 나뉘며 대개는 혼합해서 사용한다. 보수력(수분을 흡수하는 능력)이 뛰어난 수용성 식이섬유는 스펀지처럼 물을 흡수하여 점성화(겔화)하며 주로 상부 소화관(위, 소장)에서 작용한다.

예를 들면 위를 팽창시켜 배부르게 하고 위에서부터 장까지 음식물이 통과하는 시간이 길어지도록 만들어 영양분이 서서히 흡수되게 속도를 조절한다. 또한 흡착과 배출력이 뛰어나 소장에서 담즙산, 콜레스테롤, 중금속, 유해물질 등을 흡착해 배설하는 역할을 함으로써 우리 몸의 대사순환에 관여한다. 수용성 식이섬유가 대사성질환과 관련이 있는 이유가 여기에 있다. 그뿐 아니라 장운동을 증가시켜 변비 개선에도 도움을 준다.

불용성 식이섬유는 보수력이 낮아 적은 수분을 보유하지만, 위와 소장을 지나 하부 소화관인 대장에서 부피가

커진다. 따라서 장 내용물의 통과 시간을 줄이고 대변을 부드럽게 하며 대변량을 증가시킴으로써 장의 '청소부 역할'을 한다. 이러한 불용성 식이섬유는 소화기질환이나 복압 증가에 따른 정맥류와 관련이 있다.

식이섬유의 분류

- **불용성 식이섬유**
  - 식물성 - 셀룰로스, 헤미셀룰로스, 리그닌, 한천
  - 동물성 - 키틴 · 키토산
- **수용성 식이섬유**
  - 고분자성 - 펙틴, 구아검, 글루코만난, 알긴산
  - 저분자성 - 난소화성 덱스트린, 폴리덱스트로스

---

3. 각 소화관에서의 식이섬유의 작용

식이섬유를 섭취할 경우 질긴 부분을 입으로 씹을 때 소화에 필요한 타액 분비가 촉진된다. 이에 따라 음식물

소화가 잘 이뤄지고 씹는 기능을 통해 턱 관절 기능도 향상된다. 기능 의학에서 우리 몸의 균형을 잡아주는 중요한 관절 중 하나인 턱 관절이 식이섬유를 섭취함으로써 몸의 균형을 잡아주는 역할도 하는 셈이다.

위로 넘어온 식이섬유는 겔화하면서 위의 내용물을 희석하고 십이지장으로의 이행을 느려지게 함으로써 위에 머무는 시간을 연장하는 작용을 통해 포만감을 느끼게 한다. 또 식이섬유가 소장으로 넘어오면 영양소 등의 흡수 억제가 일어나고 당의 흡수도 느려지면서 인슐린 상승이 서서히 진행된다. 무엇보다 콜레스테롤 흡수력이 떨어지고 담즙산의 재흡수 저하도 일어난다.

식이섬유는 대장에서 장내세균의 먹이로 작용해 발효에 관여하며 수분을 포착해 대변량이 증가한다. 이를 통해 장내 통과 시간을 단축하고 배변 횟수를 높여 장 청소부 역할을 수행한다. 또한 양이온 결합과 유산균이 만든 단쇄지방산(SCFA, short chain fatty acid)으로 대장 점막의 재생이 이뤄진다.

> ### 각 소화관에서의 식이섬유의 작용
>
> - 입 - 타액 분비 증가, 씹는 능력 강화
> - 위 - 위 내용물 희석, 위 내용물의 십이지장 이행 지연, 위내 체류 시간 연장(포만감)
> - 소장 - 장 내용물 희석, 영양소 소화 및 흡수 저하, 콜레스테롤 흡수 저하, 담즙산 재흡수 저하
> - 대장 - 장 내용물 희석, 장내균총 변화, 수분 포착(대변량 증가, 대변 연화, 배변 횟수 증가), 장내 통과 시간 단축, 양이온 결합

4. 식이섬유의 기능

> **식이섬유의 기능**
>
> ■ 물리·화학적 기능
>   보수성, 점도, 이온 교환 작용, 결합 작용
> ■ 생물적 기능
>   장내균총 변화, 단쇄지방산 생성, 비타민 흡수, 스테롤 변환, 가스 생산, pH 변화
> ■ 생리적 기능
>   포만감, 위내 체류 시간 연장, 영양소 소화 흡수 영향, 담즙산 분비 촉진, 소장 점막세포 재생 촉진, 소화관 통과 시간 단축

식이섬유의 기능을 물리·화학적, 생물적, 생리적으로 살펴보면 다음과 같다.

물리·화학적 기능

1) 수분 흡수와 부피 효과(보수성)

물과 합쳐지는 성질로 수용성 식이섬유가 불용성보다 높은 보수력을 보인다. 수분 흡수가 이뤄지면 배변이 편

안해지고 장관 내압이 정상화되어 게실증이나 충수염 예방에 효과적이다. 또한 대변량이 증가해 발암물질을 포함한 유해물질이 희석돼 대장암 형성이 억제된다.

2) 점도

진득하게 겔화하는 정도를 말하며 점도는 분자와 관련이 있다. 고분자 수용성 식이섬유인 펙틴, 검류, 알긴산에서 높다. 이 점도가 위에서 십이지장으로의 이동을 지연하며 위벽 보호 효과를 내 위궤양을 예방한다. 소장에서는 당의 흡수 속도를 지연해 혈당 상승이 서서히 일어나게 하기 때문에 인슐린 상승도 느려진다. 또한 소장 융모에서 영향을 미쳐 신진대사를 촉진한다.

3) 이온 교환 작용

식이섬유가 철분, 칼슘, 아연 같은 미네랄 흡수에 영향을 미쳐 흡수가 억제된다. 반면 해조류에 많은 알긴산은 오히려 미네랄 공급원의 역할을 한다. 이온 교환 작용으로 칼륨 흡수와 나트륨 배출을 촉진해 혈압을 낮춰주는 것도 식이섬유의 기능이다.

4) 결합 작용

음식을 통해 섭취하는 발암물질이나 조리 시에 발생하는 발암물질과 결합해 변으로 배출하는 작용을 말한다. 또한 식이섬유는 간에서 형성되어 소장으로 배출되는 담즙산과 결합하여 지질대사에 영향을 준다. 최근 부상하고 있는 카카오 섬유의 리그닌이 장의 산성 상태에서 뛰어난 결합 능력을 보인다고 알려져 있다.

생물적 기능

식이섬유가 먼저 장내세균 중 유익균에 작용하여 그 유익균에서 생성되는 생산물이 사람에게 영향을 미치는 것을 생물적 기능이라고 한다.

1) 장내균총의 변화

유해균과 유익균은 균 자체보다 그 균이 생산하는 물질이 인체에 유해한가, 이로운가로 구별한다. 현재는 유해한 균이지만 많은 연구를 통해 앞으로 유익균으로 분류될 가능성이 있는 균도 있다. 대장에 도달한 식이섬유는 흡수되지 않는 탄수화물(난소화성 다당류)이 대다수로 장내 유익균이 이것을 영양소로 삼아 번식한다. 장내균총의 균형이 이뤄지면 장운동이 촉진되어 배변이 원활해지면서 변비가 개선된다. 더불어 유해균 억제로 유해균 생산물질, 특히 발암물질이 감소해 대장암을 예방할 수 있다.

2) 영양 기능

첫째, 장내 유익균이 식이섬유를 이용해 비타민을 합성하면 이것이 대장에서 흡수된다.

둘째, 장내 유익균을 통해 식이섬유의 발효가 일어나면 단쇄지방산이 생성된다.

당류 발효를 통해 생성되는 지방산에는 세 가지가 있다. 하나는 초산(acetic acid)으로 일부는 에너지원(4kcal/g)으로 쓰이고 또 일부는 당과 지방의 합성원으로 이용된다. 다른 하나는 낙산(butyric acid)으로 대장에서 에너지원으로 쓰이며 위와 소장의 융모세포 성장에 도움을 준다. 마지막으로 프로피온산(propionic acid)은 간장에서 콜레스테롤 합성 저해와 혈장 콜레스테롤 저하에 관여한다.

3) 가스 생산

가스는 수용성 식이섬유인 펙틴과 불용성인 자일란에서 많이 생산된다. 그 가스는 주로 메탄과 수소인데 메탄은 개인차가 있고 수소는 일부 메탄 생성에 이용되지만 대부분 방귀보다 호흡을 통해 날숨으로 배출된다.

4) pH 변화

유산이나 단쇄지방산의 발효가 대장 내 환경을 산성 상태로 만들어 유해균을 억제하고 유익균을 증가시킨다.

생리적 기능

1) 저작 효과와 포만감

질긴 식이섬유를 잘게 부수기 위해 씹는 것이 턱 관절을 튼튼하게 하여 우리 몸 전체의 균형을 이루게 해준다.

또한 타액 분비를 촉진해 포만감을 갖게 해주어 비만 예방 효과를 낸다.

2) 위내 체류 시간 연장

식후 혈당 상승이 서서히 일어나게 함으로써 인슐린 분비를 점진적으로 상승시킨다. 이는 급격한 고혈당-저혈당의 악순환 고리를 끊어준다.

3) 소장 내 영양소 흡수 억제

식이섬유는 영양소 중 탄수화물, 지방, 단백질, 지용성 비타민, 미네랄의 흡수를 억제한다. 탄수화물과 지방의 흡수 억제는 대사성질환 예방 효과가 있지만 단백질, 지용성 비타민, 미네랄(칼슘)의 흡수 문제는 좀 더 고려해볼 필요가 있다. 식전 식이섬유 섭취와 어느 정도 시간 간격을 두고 단백질, 지용성 비타민, 칼슘 등을 먹어야 영양의 균형을 맞출 수 있기 때문이다.

4) 담즙산 분비 촉진

식이섬유가 장관 내에서 담즙산과 결합하면 변으로 배

설되는 양이 늘어나 담즙산의 재흡수를 통한 장-간의 순환 고리가 끊어진다. 이 경우 간에서 새롭게 생성되는 담즙산의 양이 증가하고 이때 그 원료인 콜레스테롤을 소모함으로써 혈중 콜레스테롤이 떨어지는 효과를 볼 수 있다.

5) 소장 점막세포의 재생 촉진

수용성 식이섬유는 2~3일 만에 교체되는 소장의 융모세포 재생에서 중요한 역할을 한다.

6) 소화관 내 통과 시간 단축

모든 식이섬유가 그런 것은 아니지만 대체로 소화관 내 통과 시간을 줄여 변비 개선 효과가 뛰어나다.

5. 식이섬유 부족과 질병

불용성 식이섬유 섭취가 부족할 경우 변이 장관 내에 머무는 시간이 늘어나면서 변비가 발생한다. 또한 배변

시 힘을 주는 행동으로 장관 내 압력이 높아지면 장관 점막이 찢어져 게실증(대장에 생긴 작은 자루)과 충수염이 생긴다. 그뿐 아니라 변을 보기 위해 힘을 줄 경우 복압 상승으로 위로는 횡격막 탈장이 생기고 아래로는 항문 근처의 점막 내 정맥류 일종인 치질이 발생한다.

간에서 생성되어 소장으로 분비된 담즙산은 지방 흡수에 관여하는데, 이때 소장의 끝부분에서 재흡수가 일어나 간으로 되돌아오는 담즙산의 장-간 순환이 일어난다. 만약 장내 유해균이 우세하면 장내에서 1차 담즙산(cholic acid, chenodeoxycholic acid)이 2차 담즙산(deoxycholic acid)이나 변형된 메틸코란트렌(methylcholanthrene), 사이클로펜타페난트렌(cyclopentaphenanthrene) 등의 발암물질을 생성해 대장 내에 폴립이나 대장암이 발생한다.

수용성 식이섬유 섭취가 부족할 경우에는 영양소의 많은 흡수(특히 당대사 이상)로 비만이 생기고 소장에서 당 흡수 과다로 탄수화물 중독증이 발생한다. 이때 인슐린 저항성에 따른 당뇨병이 생긴다. 또한 담즙산의 재흡수 증가와 간에서 담즙산을 생성하기 위한 콜레스테롤 이용이 줄어들면서 혈중 콜레스테롤이 증가한다. 이로 인해 여러 가지 허혈성 심장질환이나 동맥경화증이 발생한다. 이처럼 식이섬유를 섭취하면 콜레스테롤 상승을 억제하는 것이 확실하지만 중성지방에 대한 작용은 아직 많은 연구가 필요하다.

한편 식이섬유는 이온 교환 작용으로 나트륨의 배설을 촉진하고 칼륨과 칼슘 흡수로 혈압 상승을 막는 효과가 있다.

식이섬유가 비만과 당뇨병에 작용하는 내용을 요약하면 다음과 같다.

1) 식이섬유 그 자체는 에너지원이 되기 어렵다.

2) 에너지원이 되는 영양소의 소화 및 흡수를 일부 저해한다.

3) 타액과 위액 분비를 촉진하여 만복감을 준다.

4) 위, 소장의 통과 시간을 완만하게 하여 당과 지방 흡수가 서서히 이뤄진다.

5) 혈중 인슐린, 당, 중성지방의 상승을 억제한다.

식이섬유 부족과 질병

1) 장질환 : 불용성 식이섬유 부족 시
 · 대변의 정체 → 변비
  ↘ 장관 내압 상승 - 충수염, 게실증
  ↘ 복압 상승 - 횡격막 탈장, 정맥류
 · 장관 내 대사 변화 → 발암물질 증가 - 폴립, 대장암

2) 대사성질환 : 수용성 식이섬유 부족 시
 · 영양소 흡수 증가 → 비만
 · 소장 내 소화, 대사 변화
 당대사 → 당뇨병
 담즙산 ⎫
 콜레스테롤 ⎬ → 허혈성 심질환, 담석
 중성지방 ⎭

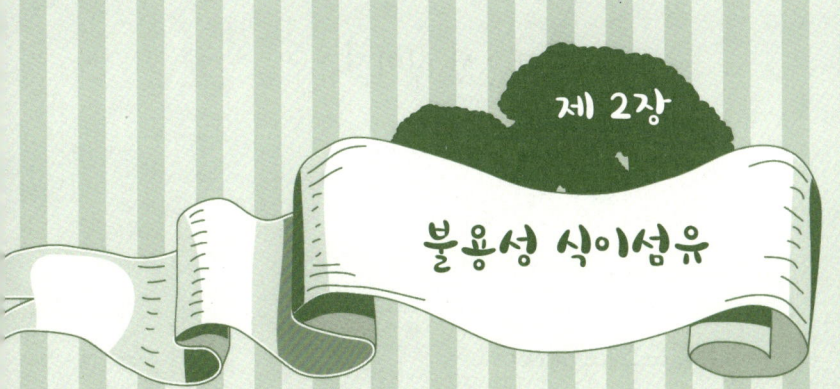

제 2장

불용성 식이섬유

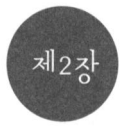

제2장

불용성 식이섬유

1. 셀룰로스(Cellulose)

셀룰로스는 고등식물의 세포벽을 구성하는 대표적인 불용성 식이섬유로 화학적으로 (-) 이온성 섬유다. 세포벽은 셀룰로스가 주성분이며 리그닌, 헤미셀룰로스도 함유하고 있다. 가수분해되는 효소는 셀룰라제(Cellulase)지만 이것은 사람의 소화효소액에 포함되어 있지 않아 소화되지 않는 난소화성 불용성 식이섬유로 분류된다.

주요 생리적 기능은 정장 효과로 배변량을 늘리고 그에 따른 장 통과 시간 단축으로 배변을 원활하게 해주는 것이다. 섭취하는 셀룰로스 1그램당 배변량은 약 3그램이다. 셀룰로스는 장내세균을 통해 미량 분해될 수 있고 일부는 분해되어 단쇄지방산을 생성하기도 한다. 또한 비타민 B군의 장내 합성을 촉진한다. 그뿐 아니라 식후 혈당치 상승을 억제하고 혈중 콜레스테롤 농도를 떨어뜨리는 작용도 한다.

셀룰로스

- 고등식물의 세포벽을 구성하는 식이섬유
- 셀룰라제 효소에 의해 가수분해되지만 사람의 소화액에는 셀룰라제가 없어서 소화되지 않는 불용성 식이섬유다.
- 생리적 기능 : 정장 효과
  1) 셀룰로스 양 증가 = 배변량 증가
  2) 장 통과 시간 단축

2. 헤미셀룰로스(Hemicellulose)

헤미셀룰로스는 밀기울에 많으며 셀룰로스나 리그닌과 함께 식물 세포벽을 구성하는 불용성 식이섬유다. 이것은 셀룰로스와 리그닌에 비해 산이나 효소에 의해 쉽게 가수분해가 일어난다.

자일로스와 아라비노스로 구성된 헤미셀룰로스는 특히 생활습관병의 예방 효과로 주목받고 있고, 장내세균인 비피더스균의 먹이가 되며 콜레스테롤 상승을 억제하는 작용이 있다. 또한 나트륨 배설에 따른 혈압 상승 억제 효과가 있으며, 2차 담즙산의 변성으로 생긴 발암물질을 희석 및 흡착하여 내보냄으로써 대장암 예방 효과가 뛰어나다.

> **헤미셀룰로스**
>
> - 밀기울에 많다.
> - 셀룰로스, 리그닌과 함께 식물 세포벽을 구성한다.
> - 셀룰로스, 리그닌에 비해 산이나 효소에 의해 쉽게 가수분해가 일어난다.
> - 자일로스, 아라비노스로 구성되어 있다.
> - 작용
>   1) 비피더스 인자 : 장내 비피더스균에 대한 선택적 영양 효과
>   2) 콜레스테롤 상승 억제 효과
>   3) 고혈압 억제 효과
>   4) 대장암 예방 효과

3. 리그닌

리그닌은 식물의 세포벽 성분으로 셀룰로스, 헤미셀룰로스와 강하게 결합되어 있으며 다당류가 아닌 폴리페놀 중합체다. 이를 함유한 대표적인 식품은 바로 초콜릿의 원료인 카카오다. 카카오의 식이섬유 구성을 보면 식이섬

유가 전체의 20.3퍼센트를 차지하는데 그중 리그닌이 9.8퍼센트, 셀룰로스가 3.4퍼센트, 헤미셀룰로스가 4.2퍼센트, 수용성 식이섬유가 2.9퍼센트 정도를 차지한다.

리그닌은 불용성 식이섬유의 여러 기능도 갖고 있지만 특히 이온 교환 작용과 담즙산 결합 능력이 뛰어난 식이섬유다. 이것은 사람의 소화효소에도 분해되지 않는 난소화성일 뿐 아니라, 장내세균으로도 발효되지 않아 거의 그대로 배설된다. 따라서 배변량이 늘어나 장내 통과 시간 단축으로 정장 효과가 뛰어난 식이섬유다. 한마디로 식이섬유 중에서도 대장암 예방 효과가 매우 뛰어난 편이다.

또한 담즙산 결합 능력이 뛰어나 흡착, 배설을 잘하기 때문에 혈중 콜레스테롤 수치를 떨어뜨리는 효과가 있다. 더불어 이온 교환 작용으로 나트륨의 배설 작용을 촉진해 고혈압을 억제하는 기능도 있다.

리그닌

- 식물 세포벽 성분으로 셀룰로스, 헤미셀룰로스와 강하게 결합된 폴리페놀 중합체다.
- 함유식품 : 초콜릿(카카오)
- 카카오 찌꺼기 중의 식이섬유 함량

총 식이섬유	20.3%
리그닌	9.8%
셀룰로스	3.4%
헤미셀룰로스	4.2%
수용성 식이섬유	2.9%

- 생리적 기능 : 정장 효과 - 배변량 증가, 통과 시간 단축
  1) 사람의 소화효소에 분해되지 않고 장내세균에도 발효되지 않아 그대로 배출된다.
  2) 대장암 예방 효과
  3) 담즙산 흡착 및 배설 - 콜레스테롤 저하
  4) 혈압 상승 억제 - 나트륨 배설

4. 키틴 · 키토산

키틴은 새우나 게의 껍질, 곤충류 껍질, 버섯·효모·

곰팡이의 세포벽에 존재하는 고분자 식이섬유다. 이것은 회분을 띠는 탄산칼슘과 색소가 있는 단백질 그리고 키틴으로 구성되어 있으며 대부분 새우와 게 껍질에서 추출하는 불용성의 동물성 식이섬유다.

키틴·키토산은 식이섬유지만 맛이 좋고 영양을 갖춘 식품일 뿐 아니라, 질병의 예방 및 치료 효과가 있는 생체조절 식품이기도 하다. 이것이 체내에 들어가면 장내세균에 의해 30~40퍼센트가 분해되어 아세틸글루코사민, 글루코사민, 키토올리고당으로 흡수되고 나머지 60~70퍼센트는 그대로 변으로 배출되는데 이것이 중요한 생체조절 기능을 한다.

현재 키토산은 산이나 알칼리 처리 방법을 통해서 얻는다. 우선 새우와 게 껍질을 분쇄해서 5퍼센트 수산화나트륨 용액으로 처리해 단백질(색소)을 제거한다. 이어 5퍼센트 염산 용액으로 탄산칼슘(회분)을 제거해 키틴을 얻는다. 그리고 다시 40퍼센트 수산화나트륨 용액으로 탈아세틸화한 것이 키토산 식이섬유다. 이러한 키토산을 저분자화한 것이 키토올리고당이며 이는 수용성 저분자 물질이다.

키토산은 물이나 알칼리 용액에 녹지 않지만 산성 용액(질산, 초산, 유산, 사과산, 아스코르빈산) 등에는 잘 용해된다.

키틴 · 키토산

- 키틴 함유 - 새우와 게 껍질, 곤충 껍질, 효모 · 버섯 · 곰팡이 등의 세포벽
- 키틴 구성 - 키틴 + 탄산칼슘(회분) + 단백질(색소)로 구성된 결합 다당
- 키토산 - 키틴을 탈아세틸화한 것(60퍼센트 이상)이 묽은 산에 녹은 것
- 제조 과정 : 새우와 게 껍질 분쇄
  - 5퍼센트 수산화나트륨 용액으로 단백질(색소) 제거
  - 5퍼센트 염산 용액으로 탄산칼슘(회분) 제거 : 키틴
  - 40퍼센트 수산화나트륨 용액으로 탈아세틸화 : 키토산

1) 난소화성

장내 환경 개선, 숙변 제거, 장운동 촉진, 장 염증 및 궤양을 치료한다. 키토산은 대표적인 동물성의 불용성 식이섬유로 소화효소로 분해되지 않고 변으로 배설된다. 이때 장내 독성물질이나 이물질을 흡착해 배설되며 장의 연동 운동을 촉진한다. 또한 수분을 유지해 변비를 예방 및 개선하며 장내 염증, 궤양, 상처 등을 아물게 하는 기능도 있다.

2) 콜레스테롤 조절(정상화) 작용

키토산이 리파제의 지방 분해를 저해해 지방 흡수를 줄이고 지방산을 흡착해서 배설된다. 특히 강력한 (+)전하를 띤 키토산은 대부분 (−)전하를 띠는 지방과 담즙산을 흡착해 변으로 배설된다. 그뿐 아니라 혈중 HDL-콜레스테롤은 상승시키고 LDL-콜레스테롤은 감소시켜 콜레스테롤의 균형을 잡아준다. 키토산은 소장으로 분비된 1차 담즙산인 콜산(cholic acid), 케노디옥시콜산

(chenodeoxycholic acid)과 결합해 변으로 배설됨으로써 담즙산의 장-간 순환을 차단한다. 그 결과 체내 콜레스테롤 풀(pool)이 감소해 혈중 콜레스테롤이 저하된다. 이러한 작용은 콜레스테롤 수치가 높은 상태에서만 일어나며 정상적인 콜레스테롤 수치에서는 작용하지 않아 콜레스테롤 수치의 균형을 조절한다.

3) 장내 대사 개선 작용

키토산을 섭취하면 장내세균 중 유해균이 억제되어 대변의 부패성 물질인 페놀, 인돌, 크레솔 등이 감소한다. 특히 장내에서 전구암물질을 발암물질로 바꾸는 베타글루쿠로니다제(beta-glucuronidase) 효소를 생성하는 클로스트리디움(clostridium)을 감소시키는 것으로 알려져 있다.

4) 혈압 상승 억제 작용과 혈당 상승 억제 작용

고혈압은 고염식(NaCl)이 혈압 상승 효소를 활성화하면서 발생하는데, 키토산은 식염 중의 염소이온을 흡착해 배설됨으로써 혈압을 낮춘다. 또한 위에 들어간 키토산은 위액에 녹아 끈적끈적한 젤을 형성해 당 흡수를 지연시킨다.

5) 항균 작용

키토산은 곰팡이 세포 표층부의 투과성을 높여 항곰팡이 작용을 한다. 또한 대장균의 증식을 완전히 억제한다.

6) 항종양성

키토산 자체에는 항종양 효과가 없지만 면역부활제로 작용해 면역세포(대식세포, 백혈구)를 활성화함으로써 항종양 효과를 낸다.

7) 감염 방어 효과

키토산이 혈중 다형핵백혈구(특히 호중구)를 증가시켜 포도상구균, 칸디다균 등의 감염으로부터 방어 효과를 낸다. 또한 활성화된 대식세포나 백혈구에서 활성산소, 염기성 단백질, 락토페린 등을 만들어 살균에 관여한다.

> **키토산의 생리적 기능**

- 난소화성
- 콜레스테롤 저하 작용 : HDL 증가, LDL 감소
  - 담즙산과 결합해 변으로 배설된다.
- 장내 대사 개선 작용
  - 장내세균이 생산한 대변 중의 부패성 물질 제거
- 혈압 상승 억제
  - 식염 중의 염소이온 흡착 및 배설
  - 혈압 상승 효소 억제
- 항균 작용 : 곰팡이, 대장균
- 항암 작용 : 면역부활제
- 감염 방어 효과

5. 키토올리고당

키토올리고당은 면역부활제인 대식세포, 다형핵백혈구, T임파구 등을 활성화해서 항종양, 항감염 효과를 내며 진통 효과도 있다.

1) 항종양 효과

키토올리고당은 대식세포에서 생성되는 인터루킨-1을 활성화하는데 이것이 임파구를 활성화한다. 또한 키토올리고당은 T임파구에서 생성되는 인터루킨-2의 생산을 유도하여 세포성 면역을 항진하고 항종양 효과를 낸다.

2) 항감염 효과

감염이 생길 때, 대식세포가 활성화될 때 키토올리고당이 사이토카인(신체의 방어체계를 제어 및 자극하는 신호물질로 쓰이는 당단백질)의 생산을 촉진한다. 나아가 이렇게 생긴 사이토카인이 잘 작용하도록 하는 기능도 있다.

3) 진통 작용

대식세포에서 생성된 인터루킨-1이 면역계뿐 아니라 중추신경계에도 작용하여 인터페론 같은 진통 작용을 한다.

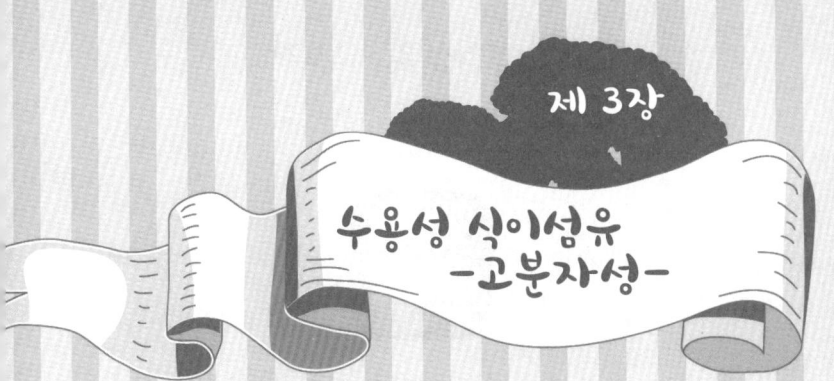

제 3장
수용성 식이섬유
-고분자성-

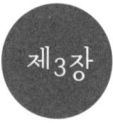

제3장

수용성 식이섬유 -고분자성-

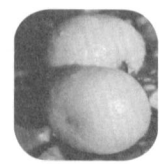

1. 펙틴

 펙틴은 과일이나 채소에 함유된 천연물질로 세포 간 접착력을 높여 안정화시키는 고분자의 수용성 식이섬유다.

 일단 펙틴질의 모체로 물에 녹지 않는 프로토펙틴은 부분적인 가수분해를 통해 수용성의 펙티닉 산(펙틴)을 생성한다. 이 펙틴은 화학적으로 메톡실기(알코올이나 페놀류 하이드록시기의 수소 원자를 메틸기로 치환한 일가(一價)의 기. 화학식은 CH3O)가 어느 정도인가에 따라(주로

7퍼센트 기준) 고메톡실 펙틴(7퍼센트 이상)과 저메톡실 펙틴(7퍼센트 이하)으로 구별하며, 천연펙틴은 9~12퍼센트의 메톡실기를 갖는다.

점도는 분자량이 클수록 높고 메톡실기(에스테르화)될수록 낮아지며, pH를 낮추면(산성) 낮아지고 pH6 부근에서 최고의 점도를 보인다.

펙틴의 특성을 살펴보면 다음과 같다.

1) 위에서 겔화, 점성, 보수성으로 위 내용물의 체류 시간을 연장함으로써 만복감을 느끼게 한다. 또한 혈당의 급격한 상승을 억제하여 인슐린 분비를 절약하기 때문에 비만 예방 효과를 낸다.

2) 소장에서는 영양소의 확산 속도가 떨어지고 내용물의 장 통과 시간이 지연되며 담즙산의 재흡수를 막는다. 그 결과 영양소 흡수 억제 및 저해로 혈당치, 혈중 콜레스테롤치가 정상화된다. 더불어 담즙산 배설 증가로 혈중 콜레스테롤의 균형을 조절한다. 특히 소장에서는 펙틴이

양이온 교환 기능을 통해 무기질을 흡착하므로 식사 시 섭취 시간 간격 조절이 필요하다.

3) 대장에서는 장내세균이 단쇄지방산을 생산하기 때문에 연동운동 증가에 따른 통과 시간 단축으로 변비가 개선된다. 또한 물, 나트륨의 흡수가 촉진되고 발암물질 생성이 억제된다. 나아가 장내 pH를 떨어뜨림으로써 유해균을 억제하여 대장암을 예방하고, 장내세균총의 양과 질에 변화가 일어나 발효 활성과 혐기성 세균이 억제된다.

소장에서 소화되지 않은 펙틴은 대장에서 장내 유익균에 의해 90~100퍼센트 분해되어 단쇄지방산(초산, 프로피온산, 낙산), 탄산가스, 메탄가스, 수소가스를 생산한다. 펙틴에서 생성되는 양이 셀룰로스의 약 3배이며, 초산이 70~80퍼센트를 차지하고 다음으로 프로피온산, 낙산의 순이다.

단쇄지방산은 장내세균 자신이 이용하기도 하지만 대장에서 95~99퍼센트가 흡수되는데, 흡수된 것 전부가 혈중으로 가지 않고 일부는 대장 점막 상피세포의 에너지원이 되어 대장 점막을 증식시키는 작용을 한다.

낙산은 대부분 대장 점막 상피세포에 쓰이고 나머지는 간으로 보내져 지방세포와 근육의 에너지원이 되거나 장쇄지방산으로 바뀌어 저장된다. 프로피온산은 대부분 간으로 가서 글루코스로 바뀐다.

이러한 펙틴은 잼, 젤리, 주스, 요구르트 드링크, 점막재생제, 지사제, 지혈제 등으로 쓰인다.

펙틴

- 과일이나 채소류에 존재하는 천연물질
- 세포 간의 접착력 상승과 안정화
- 분류
    - 불용성 펙틴 : 프로토펙틴(protopectin)
    - 수용성 펙틴 : 페티닉 산(pectinic acid, 펙틴)

        고메톡실 펙틴(HM pectin)

        저메톡실 펙틴(LM pectin)

        펙틱 산(pectic acid)
- 특성 : 겔, 점성, 보수성, 양이온 결합
- 생리적 기능 : 소화관 기능 조절, 다른 식이섬유와의 상호 작용, 소화관 내부 환경 조절(pH, 장내세균), 단쇄지방산 작용에 관여함
- 이용 : 젤리, 잼, 점막생성제, 지혈제, 소화효소 억제, 지사제

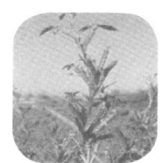

2. 구아검

구아검은 인도나 파키스탄에서 많이 자라는 콩과 식물인 구아의 종자에서 얻으며 옛날부터 식용으로 이용해온 수용성의 고분자 식이섬유다. 이것은 갈락토스와 만노스가 1:2 비율로 구성된 갈락토만난 다당류이며 냉수에 잘 녹는 대단히 고점성의 수용액이다.

생리적 기능으로는 대변의 수분 함량이 높아 대변량이 증가하여 변통 개선 효과를 본다는 것이 있다. 구아검을 하루 20그램씩, 3주간 섭취하면 대변량이 20퍼센트 증가한다는 보고도 있다. 그러나 이러한 대변량 증가 효과는 불용성 식이섬유에 비하면 약한 편이다.

식이섬유는 대개 지질대사 개선 효과가 있지만 특히 구아검은 콜레스테롤과 중성지방의 저하 효과가 높은 식이섬유 중 하나다. 이러한 효과는 담즙산의 배설 촉진에 따른 콜레스테롤의 이화 작용(물질대사에서 화학적으로 복잡한 물질을 좀 더 간단한 물질로 분해하는 과정), 구아검의 지질 흡수, 배설의 영향 그리고 장내세균의 발효를 통한 단쇄지방산에 의해 나타난다.

1그램의 구아검 섭취가 LDL 콜레스테롤을 1.5퍼센트 떨어뜨리는 효과가 있다는 보고도 있다. 또한 높은 점성으로 인하여 당질이 위에서 소장으로 이동하는 시간이 늦어지고, 당의 흡수가 지연 및 저하되는 기전으로 혈당의 급격한 상승이 없다. 이에 따라 인슐린도 완만하게 상승해서 '인슐린 절약 효과'를 낸다.

특히 점성이 높아 위에서의 만복감이 크기 때문에 공복감을 줄여주며 덕분에 식사 섭취량이 줄어들어 체지방이 감소한다. 이는 체중 증가를 억제하는 효과를 내 비만 치료에 좋은 영향을 준다. 그뿐 아니라 단백질과 지방의 소화 흡수 저하에 따른 소화효소들(리파제, 프로테아제)의 활성이 상승하며 담즙산 분비도 증가한다.

> **구아검**
>
> - 인도나 파키스탄에서 많이 자라는 콩과 식물인 구아(Guar)의 종자에서 얻는다.
> - 갈락토스와 만노스로 구성된 갈락토만난 다당류로 그 비율은 1 : 2 다.
> - 점성이 매우 높다.
> - 생리적 기능
>   - 정장 효과
>   - 지질대사
>   - 당대사
>   - 비만

3. 저분자 구아검

구아검은 천연 다당류 중에서 최고의 점도를 자랑하며 이러한 특성 때문에 식품에 많이 쓰이고 있다. 하지만 그 고점성이 식품 자체의 성질을 바꾸는 바람에 식품의 맛이 떨어진다. 이런 이유로 구아검의 식이섬유 기능을 그대로 유지하면서 점도를 가능한 한 떨어뜨리고자 효소를 이용해 구아검을 저분자화한 구아검을 '저분자 구아검'이라고 한다.

구아검은 갈라토스:만노스의 비율이 1:2인데 비해 저분자 구아검은 갈라토스:만노스의 비율이 1:1.5로 만노스의 상대적 비율이 낮다. 이처럼 저점성 물질이기 때문에 음료로도 이용 가능한 식이섬유 보충제로 많이 쓰이고 있다. 하루 5그램 정도 섭취하면 물을 흡수하는 보수성으로 인해 변성상(굳기)이 부드러워지고 대변량이 늘어난다. 또한 배변 횟수와 변을 보는 시간이 줄어드는 정장 효과가 있으며 소화효소에 의해 분해되지 않는 난소화성 성질로 변통감, 잔변감이 나아지는 효과를 낸다.

다른 한편으로 장내세균의 발효에 따른 단쇄지방산 생산으로 장운동이 촉진되며, 여러 가지 원인으로 인해 위축된 소장 점막들이 재생 및 증가하는 효과가 있다. 이 경우 단백질이나 미네랄의 흡수력도 떨어지지 않는 것으로 알려져 있다. 특히 구아검처럼 지질 상승을 억제하는 작용이 있어서 혈중 지질 상승을 억제하지만, 간에서의 지질 상승은 인정받지 못하고 있으며 중성지방 억제는 개인차가 큰 것으로 밝혀져 있다. 그밖에 혈당치 상승을 억제하는 작용도 있다.

저분자 구아검

- 효소로 구아검을 저분자화한 구아검(Galactomannan)이며 갈라토스와 만노스의 비율이 1 : 1.5다. 이처럼 저점성 물질이기 때문에 식품에 식이섬유 보충제로 많이 쓰인다.

  5그램 정도 섭취 시 생리적 기능은 다음과 같다.

  1) 보수성 - 정장 작용 : 대변량 증가, 배변 횟수와 변을 보는 시간 감소, 변성상의 부드러움
  2) 난소화성 - 변통 개선 효과 : 단백질과 무기질 흡수 저해가 없음. 소장 점막 위축 개선(점막 증가), 완고한 변비에 사용
  3) 혈당치 억제, 혈중 콜레스테롤 상승 억제

4. 차전자피(Psyllium Gum)

차전자는 질경이로 차전자피는 질경이의 껍질을 말한다. 이것은 정장 효과가 뛰어나 자연이 준 변비 치료제로 알려져 있다. 차전자피 성분의 약 85퍼센트를 차지하는 것이 식이섬유이며 그중 85퍼센트 정도가 점질다당으로 이뤄진 수용성 식이섬유다. 나머지 15퍼센트는 비다당으로 구성된 불용성 식이섬유로 대부분 헤미셀룰로스가 차지한다.

차전자피는 점질다당을 통한 겔화 형성에 뛰어나 수분 흡수, 팽윤(물질이 용매를 흡수해 부풀어 오르는 현상), 흡착, 확산 저해 작용 등의 특성이 있어 증점안정제(점착성과 점도가 필요한 식품에 첨가하는 것으로 식품 성분 간의 결착을 위한 것과 점도만 높여 식품에 안정성을 주는 것이 있다)로 사용한다.

무엇보다 수분 흡수력이 자신의 무게보다 약 40배나 되기 때문에 대변량이 증가하고 변이 부드러워지며, 장운동 증가에 따른 배출 시간 단축으로 뛰어난 정장 효과를 보이는 식이섬유다. 또한 겔을 형성해서 당 흡수 지연에 따른 혈당 조절과 인슐린 절약 작용을 하며, 담즙산의 흡착력이 뛰어나 새로운 담즙산 생성을 촉진함으로써 혈중 LDL-콜레스테롤 감소 효과도 보인다.

다이어트 중에 변비가 생기면 신진대사가 위축되고 지방 분해물과 독소, 노폐물 등이 쌓이는데 이때 차전자피가 뛰어난 효과를 발휘한다. 임상적으로는 변비, 비만 등에 주로 사용하며 장내 미네랄 흡착력에 따른 미네랄 부족이 올 수도 있다.

차전자피(Psyllium)

■ 질경이(차전자)의 껍질로 자연이 준 변비 치료제다.

1) 식이섬유 성분
 - 수용성 식이섬유 : 점질다당 85퍼센트
 - 불용성 식이섬유 : 비다당 15퍼센트 - 헤미셀룰로스(반수용성)

- 특성 : 겔 형성에 따른 흡수, 팽윤, 흡착, 확산 저해 작용을 한다.

2) 생리적 기능 : 증점안정제, 생체 작용

- 정장 효과 : 수분 흡수, 팽윤(40배), 대변량 증가, 변의 부드러움, 장운동 증가, 배출시간 단축
- 혈당치 조절 : 겔 형성 - 당 흡수 지연으로 인슐린 절약 효과
- 혈중 지질치 조절 : 담즙산 흡수 억제

　　　　　　　　담즙산 합성 촉진 - LDL 콜레스테롤 감소

3) 다이어트에 필수 : 다이어트 중의 변비

- 신진대사 위축
- 지방 분해 방해로 독소와 노폐물 쌓임

4) 적용

- 변비 : 대변량 증가, 장운동 증가
- 비만 : 포만감, 낮은 칼로리
- 지방 흡착 배설: 콜레스테롤 저하

5. 아라비아검

아라비아검은 아프리카에 많이 분포하는 아카시아나무 (콩과의 일종) 중 아카시아 세네갈의 껍질에서 자연스럽게 수액을 채취하여 이를 열탕에 용해한 후 원심분리하고 다시 분무 건조해 분말로 만든 식이섬유다.

그 성분은 갈락토스와 아라비노스가 대부분(아라비노갈락탄)이며 람노스와 글루쿠로닉 산도 일부 포함되어 있다. 아라비아검의 구조는 기본을 이루는 아라비노갈락탄(AG)과 아라비노갈락탄-프로틴(AGP), 당단백질(GP)로 되어 있다. 이러한 아라비아검은 다른 수용성 식이섬유에 비하여 점도가 매우 낮고 아라비노갈락탄-프로틴에 따른 지방질의 유화 작용이 뛰어나다는 특성을 보인다. 특히 소화효소에 의해 소화되지 않는 난소화성으로 비피더스균과 박테로이데스의 먹이가 되며 장내세균 증가에 따른 단쇄지방산(SCFA) 증가(초산 증가, 낙산 저하)로 물과 전해질 흡수를 촉진한다. 더불어 유해균을 억제하고 장관 내 점막 세포 재생을 촉진하며 주로 직장에서 흡수된 이후 에너지원으로 쓰인다.

주요 특성 중 하나인 낮은 점도로 인해 담즙산 흡착 능력이 떨어지고 이에 따라 혈중 콜레스테롤 저하 효과가 미흡한 경향이 있다. 일반적으로 담즙산 흡착 능력은 식이섬유의 점도와 비례해 구아검이 가장 크고 펙틴, 아라비아검 순으로 알려져 있다. 아라비아검이 콜레스테롤 농도에 미치는 영향은 작지만 중성지방 농도를 떨어뜨린다는 보고도 있다. 그 외에 양이온 흡착 능력이 뛰어나 칼슘, 마그네슘, 칼륨의 흡수를 높이는 식이섬유다.

아라비아검

- 아프리카에 많이 분포하는 콩과의 일종인 아카시아나무(아카시아 세네갈)의 껍질에서 얻는 수액이다. 열탕에 용해한 뒤 분무 건조해 분말화한다.
- 주요 성분 : 갈락토스, 아라비노스, 람노스, 글루쿠로닉 산
- 구조 : AG(arabinogalactan), AGP(arabinogalactan-protein), GP(gluco-protein)
- 특성 : 저점도, 지질 유화작용(by AGP)
- 생리적 기능
  - 난소화성 다당류 : 정장 효과
  - 장내세균 증가, 단쇄지방산 생산(초산 증가, 낙산 저하)
  - 혈청 지질대사 영양 미흡 : 저점도 - 약한 담즙산 흡착 능력
  (담즙산 흡착 능력은 구아검, 펙틴, 아라비아검 순으로 높다)
  - 양이온 흡착 능력 : 칼슘, 마그네슘, 칼륨 흡수 증가

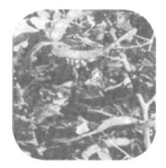

6. 로커스트빈검(Locust bean gum)

로커스트빈검은 그리스, 이집트 등의 지중해 연안에서 자라는 콩과(메뚜기콩)에 함유되어 있으며 갈락토만난 다당류다. 식이섬유를 88.5퍼센트 함유한 로커스트빈검은 갈락토스:만노스가 1:4로 결합돼 있어서 고점도를 보이며 간장의 콜레스테롤 저하 효과가 뛰어나다. 다른 식이섬유와 함께 함유된 경우 점도의 상승 작용이 뛰어나 겔화 형성이 높아지고 젤리나 아이스크림의 증점제로 많이 쓰인다.

> **로커스트빈검(Locust bean gum, Carob bean gum, 종자검)**
>
> - 지중해 연안(그리스, 이집트)에서 자라는 콩과(메뚜기콩)에 함유된 다당류(갈락토만난)
> - 식이섬유 함량 : 88.5퍼센트
> - 갈락토스 : 만노스 = 1 : 4
> - 간장의 콜레스테롤 저하 작용
> - 다른 식이섬유와 상승 작용으로 겔화 형성 증가(젤리, 아이스크림 등에 이용)

7. 해조다당류

해조다당류는 수용성과 불용성의 비율이 30:70인 식이섬유로 셀룰로스, 리그닌 외에 점질다당이라는 당에 황산이 결합된 식이섬유다. 이러한 점질다당을 편의상 헤미셀룰로스로 분류하기도 한다. 대표적인 종류로는 한천, 카라기난, 후코이단, 라미나란 등이 있다.

한천은 홍조류에 분포하는 다당으로 세포간질(세포와 세포 사이에 있는 세포가 분비한 물질)을 채우는 역할을 한다. 이것은 중성으로 겔화 능력이 뛰어난 아가로스(agarose)와 양이온성으로 겔화 능력이 없는 아가로펙틴(agaropectin)의 두 가지 성분으로 구성되어 있다.

카라기난은 한천과 유사한 홍조류의 다당으로 세포간질을 채우는 역할을 한다. 후코이단은 미역이나 다시마 등의 갈조류에 많은 점질다당으로 점액 성분이며 혈압, 혈당, 콜레스테롤, 혈액 굳음을 예방하고 피부 보습 효과도 뛰어나다. 라미나란은 갈조류 중 다시마에 많은 점질다당이다.

해조다당류도 식이섬유와 같은 작용을 하며 만성변비에 상당한 효과가 있다. 작용기전은 다른 식이섬유처럼 위내 체류 시간 연장과 소장 내 이동 시간 증가, 배변 횟수 증가, 배설량 증가, 장관운동 증가로 뛰어난 정장 효과를 보인다. 또한 칼슘이온 흡착 작용과 위산을 흡수하는 효과가 있어서 위의 부담을 줄여주는 기능을 한다. 캡슐 재료에는 보통 젤라틴을 많이 사용해왔지만 한천을 이용한 캡슐도 개발되어 있다.

  특히 해조다당류는 점질다당으로 혈중이나 간장 내 콜레스테롤치의 상승을 억제하고 무기질과의 결합으로 배설 촉진 작용을 한다. 그뿐 아니라 췌장에서 아밀라제, 리파제, 프로테아제 같은 효소와 담즙산 분비를 촉진하는 작용도 있다.

해조다당류

- 해조류 식이섬유 - 수용성 : 불용성 = 30 : 70
- 구성 : 셀룰로스, 리그닌 + 점질다당(헤미셀룰로스)
- 종류
  - 한천(agar) : 홍조류에 분포, 세포간질을 채움. 주성분은 아가로스와 아가로펙틴. 보수성, 응고성, 점탄성이 있다.
  - 카라기난(Carageenan) : 한천과 유사한 홍조다당으로 세포간질을 채움, 젤리 강도 증가(한천, 로커스트빈검)
  - 후코이단(Fucoidan) : 갈조류(미역, 다시마) 점질다당
  - 라미나란(Laminaran) : 갈조류(다시마)
- 작용기전
  - 혈중, 간장의 콜레스테롤 상승 억제
  - 췌장 외 분비 증가(아밀라제, 리파제, 프로테아제)
  - 한천 겔의 정장 효과

8. 난소화성 덱스트린/말토 덱스트린

소화성이 뛰어난 전분 중에서 특히 소화가 어려운 성분

이다. 전분의 부분 분해물로 물에 녹기 쉽고 저점성의 저에너지원(1.3~1.5kcal/g)으로 맛을 낸다. 또한 상부 소화관에서 분해되지 않고 대장에 이르는 저분자량의 수용성 식이섬유다.

생리적 기능은 겔화가 늘어나 위내 체류가 증가하고 그에 따른 당 흡수가 서서히 일어나면서 혈당 상승이 완만하게 생긴다는 점이다. 더불어 인슐린 상승도 서서히 일어나는 '인슐린 절약 효과'가 나타난다.

이것은 다른 수용성 식이섬유와 마찬가지로 초산, 프로피온산, 낙산 등의 단쇄지방산을 생성하는데 특히 프로피온산은 대장 상피세포에서 흡수되어 간에서 콜레스테롤 합성을 저해한다. 무엇보다 단쇄지방산에 의한 대장 내 산성화로 유해균의 부패 및 발암을 억제하며 장운동을 높여 장의 통과 시간을 줄임으로써 대변의 수분 함유량 증가와 대변량 증가, 대변의 부드러움으로 정장 효과를 보인다.

난소화성 덱스트린은 맛을 내면서도 저설탕, 저지방, 고식이섬유 성분을 지니고 있어서 건강 식이섬유의 이상적인 가공식품이라 할 수 있다.

난소화성 덱스트린/말토 덱스트린

- 전분의 부분 분해물. 아밀라제로 분해되기 어려운 난소화성 성분, 저점성, 저에너지로 맛을 내면서도 건강 지향적인 식이섬유.
- 위산, 췌장 아밀라제, 소장 점막의 효소에서도 가수분해되지 않아 흡수되지 않은 채 대장에 이르는 저분자량의 수용성 식이섬유.
- 생리적 기능

   1) 당대사 : 겔화 증가 - 위내 체류 증가 - 당 흡수 지연 - 인슐린 절약 작용

   2) 지질대사 : 단쇄지방산(초산, 프로피온산, 낙산)

   - 프로피온산은 대장에서 흡수되고 간에서 대사해 콜레스테롤과 지방산의 흡수를 억제한다.

   3) 정장 효과

   - 단쇄지방산에 의한 대장 내 산성화로 유해균 억제(부패 및 발암 방지)

   - 장관운동 증가

   - 대변 통과 시간 단축

9. 난소화성 올리고당

 소화효소에 의해 분해되지 않고 소화가 되더라도 어렵게 이뤄지는 성분으로 대장에 도달해 장내세균의 탄소원으로 쓰인다. 특히 장내세균 중에서도 비피더스균에 선택적으로 쓰이는 식이섬유다. 구성은 포도당(Glucose), 과당(Fructose), 갈락토스(Galactose), 자일로스(Xylose) 등으로 되어 있다

 생리적 기능은 단쇄지방산을 생성해 대장에서 흡수됨으로써 저에너지원으로 쓰인다는 것이다. 또한 대장의 장내세균총 중 비피더스균에 선택적으로 쓰여 장내 환경을 개선한다. 즉, 단쇄지방산 생성으로 장내 산성화가 이뤄지면 부패균들(웰치균, 박테로이데스, 대장균)이 억제되고 더불어 이들이 생산하는 부패산물과 발암물질(인돌, 스카톨, 페놀, 니트로소아민)들이 억제되어 비피더스균 우위의 정장 효과를 보인다.

 단쇄지방산은 대장에서 흡수되어 생체 내 여러 작용에

영향을 미치는데 특히 장운동 자극, 변내 수분 흡수 제어, 항암성, 결장의 에너지원, 결장에서 나트륨 흡수 촉진, 간에서 탄수화물 대사 제어 등에 관여한다. 무엇보다 장운동 자극으로 대변의 장내 체류 시간이 단축되어 대변의 수분 함량이 늘어나고 대변량이 증가하며 대변이 부드러워지고 배변 횟수가 증가하는 종합적인 대변 개선 효과가 나타난다. 또한 구강 내에서 충치 발생이 어렵게 하고 장내세균의 담즙산 대사는 물론 생성된 단쇄지방산이 간에서 콜레스테롤 합성을 억제하게 해 지질대사도 개선한다.

> ### 난소화성 올리고당
>
> 소화효소에 의해 분해되지 않는 난소화성 식이섬유로 장내세균인 비피더스균에 선택적으로 쓰인다.
>
> ■ 구성 당 : 포도당(Glucose), 과당(Fructose), 갈락토스(Galactose), 자일로스(Xylose)
> ■ 기능
>   - 저에너지성 : 단쇄지방산을 생성해 대장에서 흡수되어 에너지원으로 쓰인다.
>   - 장내세균총(비피더스균) 개선
>   - 충치 예방 효과
>   - 지질대사 개선

10. 폴리덱스트로스(Polydextrose)

미국의 화이자제약회사가 개발한 것으로 포도당을 주원료로 해서 솔비톨과 구연산을 혼합하여 만든 합성 다당류다. 다른 식이섬유처럼 정장 효과가 있지만 혈당조절 작용은 미미한 것으로 알려져 있다.

> **폴리덱스트로스**
> - 포도당을 주원료로 해서 솔비톨과 구연산을 혼합하여 만든 합성 다당류
> - 생리적 기능
>   - 정장 작용
>   - 혈당조절 작용은 미미

11. 카카오

카카오는 린네의 학명으로 'Theobroma Cacao'라고 부르는데 이는 신의 음식이라는 뜻이다. 카카오 열매는 나무줄기에 바로 매달려 자라며 카카오 열매 속 과육 사이에 아몬드 씨와 비슷한 카카오 씨앗이 들어 있다. 이것을 물로 씻은 후 건조한 것이 카카오콩이며 그 콩을 볶아 분말로 만든 것이 카카오 페이스트다. 이를 압축해 지방을 뽑아낸 것이 코코아고 여기서 얻은 지방을 카카오 버터라고 한다. 또한 카카오 페이스트에 설탕, 우유, 향료 등을

첨가해 굳힌 것이 초콜릿이다. 카카오는 성분의 약 20.3 퍼센트가 식이섬유이고 그것의 절반 정도를 리그닌(불용성 식이섬유)이 차지한다. 그밖에 불용성인 셀룰로스, 헤미셀룰로스와 약간의 수용성 식이섬유가 함유되어 있다.

카카오 식이섬유

- 카카오콩 - 분말 - 카카오 페이스트
  - 압축, 지방 제거 : 코코아
  - 지방 추출 : 카카오 버터
  - 설탕, 우유, 향료 첨가 : 초콜릿
- 카카오(Theobroma Cacao) = 신의 음식
- 카카오 찌꺼기 중의 식이섬유 함량

총 식이섬유	20.3%
리그닌	9.8%
셀룰로스	3.4%
헤미셀룰로스	4.2%
수용성 식이섬유	2.9%

카카오의 성분은 크게 데오브로민, 트립토판, 페닐에틸아민(PEA), 항산화제들(폴리페놀, 타닌, 플라보노이드)과 기타 성분(카페인, 타우린, 데오필린, 아난다마이드)으로 구성되어 있다. 그밖에 비타민 E, 미네랄(칼슘, 칼륨, 마그네슘, 인, 철) 등도 포함되어 있다.

데오브로민은 알칼로이드로 쓴맛을 내는 신경자극 전달물질이며 두뇌 사고 작용을 높이고 강심 작용, 이뇨 작용, 근육 완화 작용을 한다.

트립토판은 행복 호르몬인 세로토닌을 만드는 전구물질로 쓰이며 기분 좋은 상태인 '초콜릿 엑스터시'에 이르게 하는 물질이다.

페닐에틸아민은 도파민 분비를 촉진하여 상대에 대한 끌림과 흥분 등의 행복 중추를 자극하는 화학물질로, 연애나 실연 시 그 분비에 차이가 많이 나는 것으로 알려져 있다.

대표적인 항산화제인 폴리페놀은 타닌이라고도 불리며

떫은맛을 내는 성분으로 녹차, 감잎차, 사과, 포도씨, 카카오 등에 많다. 비타민 P라고도 불리는 플라보노이드는 색소로 널리 분포한다. 이것은 카테킨, 에피카테킨 등의 항산화물질로 항암, 항염, 항혈전, 항알레르기 작용을 하는 물질이다.

카카오의 항산화 효과(28,000)는 매우 높아서 시금치(1,260), 딸기(1,540), 밀크초콜릿(6,740), 다크초콜릿(15,120), 아사이벨리(15,500)보다 더 높은 항산화 수치를 보인다.

타우린은 시스틴(최초로 발견된 아미노산)의 대사산물이며 오징어, 문어 등에 다량 존재한다. 이것은 심기능 강화, 폐의 항산화성, 혈소판 응집 감소, 혈전증 방어 등의 작용을 한다. 테오필린도 함유되어 있어 소염 효과가 있고 천식 치료제로 쓰인다.

그밖에도 카카오에는 칼슘, 칼륨, 마그네슘, 인, 철 등의 다양한 미네랄이 포함되어 있으며 비타민 E도 함유되어 있다. 또한 카카오 중독의 원인 물질로 의심받는 아난다마이드도 들어 있다.

카카오 성분

1) 데오브로민(Theobromine) : 알칼로이드, 쓴맛, 신경자극물질
- 사고력 강화, 강심제, 이뇨제, 근육이완제
2) 트립토판(Tryptophan) : 세로토닌 전구물질로 '초콜릿 엑스터시'
3) 페닐에틸아민(PEA) : 도파민 분비 증가
- 행복 중추 자극, 정신 안정, 실연 치유
4) 항산화제
- 플라보노이드 : 카테킨/에피카테킨 - 항산화, 항암, 항혈전, 항염증, 항알레르기
- 폴리페놀 : 타닌(떫은맛) - 항산화 작용
- 항산화 수치(코코아 28,000, 아사이벨리 15,500, 다크초콜릿 15,120, 밀크초콜릿 6,740, 딸기 1,540, 시금치 1,260)
5) 카페인, 타우린(알코올 분해), 데오필린, 아난다마이드
6) 칼슘, 마그네슘, 칼륨, 인, 철, 비타민 E

카카오는 식사 전후에 먹으면 공복감을 줄여주고 만복감을 느끼게 해주어 식사량을 줄이는 데 도움을 준다. 또한 지방 분해 효소인 리파제를 떨어뜨리는 성분이 있어서 몸에 흡수되는 지방의 양을 줄여준다. 특히 간에서 중성지방 생성을 억제하고 생성된 중성지방이 지방세포에 축적되는 것을 막아주어 다이어트 효과를 보인다.

무엇보다 카카오는 폴리페놀의 강력한 항산화 효과로 당뇨병이나 암 예방에 도움을 주며 불용성 식이섬유인 리그닌을 함유해 변비 개선에도 효과적이다.

그뿐 아니라 올레인산, 스테아린산 등을 함유하여 콜레스테롤 수치 저하 효과를 내며 폴리페놀과 플라보노이드가 있어서 피가 엉기는 응혈 현상도 억제한다. 더불어 혈액순환이 원활해지는 효과를 낸다.

폴리페놀은 헬리코박터균으로 인해 생기는 프리래디컬을 제거하여 각종 위장질환을 미연에 방지하는 효과를 낸다. 그 외에도 감기 예방, 충치 예방, 피로 회복의 효과가 있으며 페닐에틸아민이 있어서 사랑할 때 행복함을 느끼게 해준다. 동시에 정신을 안정시켜 집중력을 높여주고 주된 에너지원인 탄수화물의 소화, 흡수 속도를 높여 머리 회전에 도움을 준다. 나아가 폴리페놀은 항노화 효과가 있으며 피부 미용에도 좋은데 특히 타우린, 카테킨은 알코올을 분해 및 예방하는 효과가 뛰어나다.

카카오 효과

1) 다이어트 : 식전과 식후 만복감, 체중조절
- **간에서 중성지방 생성 억제**
- **중성지방이 지방세포에 축적되는 것 예방**
2) 당뇨병, 항암 작용 : 항산화(폴리페놀) 효과
3) 변비 해소 : 식이섬유(리그닌)
4) 심장병 예방 : 올레산 - 콜레스테롤 개선
5) 위장질환(위염, 위궤양, 위암) 방지 효과
6) 감기 예방, 항알레르기 효과
7) 충치 예방
8) 피로 회복
9) 사랑과 공부 : 페닐에틸아민
10) 젊음 : 폴리페놀 - 4), 5), 6), 7)에 영향
11) 피부 미용
12) 알코올 분해(권장량 하루 30그램 정도)

12. 귀리 식이섬유

귀리는 여름엔 서늘하고 겨울엔 따뜻한 지역에서 재배

가 가능하며 내한성이 약해 영하 8도 이하에서는 월동이 불가능한 식물이다. 이러한 귀리는 연맥(작맥) 기울로 옛날부터 식용으로 이용해왔다. 귀리는 껍질의 유무에 따라 껍질이 있는 겉귀리와 껍질이 없는 쌀귀리로 나뉘고 또 다양한 이삭 모양(Tree형, Side형, Compact형)으로 나뉜다. 색의 종류에 따라서는 적, 백, 황, 회, 흑으로 분류하며 적연맥은 백연맥에 비하여 단백질보다 지방질 함량이 높다.

귀리는 영양가는 높지만 많이 먹어도 소화 흡수가 잘되어 소화불량을 일으키지 않는다. 주요 성분은 전분질이고 단백질은 라이신과 트립토판으로 구성되어 있으며 특히 일정 함량의 라이신이 들어 있다. 지방은 대부분 불포화지방산(75~80퍼센트)으로 팔미트(Palmitic), 올레(Oleic), 리놀레(Linoeic) 지방산으로 구성되어 있으며 포화지방산이 20~25퍼센트를 차지한다.

식이섬유는 불용성이 대부분으로 셀룰로스, 헤미셀룰

로스, 리그닌 등으로 구성되어 있고 베타글루칸, 칼슘도 함유하고 있다. 이것은 혈중 콜레스테롤을 떨어뜨리고 혈당과 인슐린을 안정화하는 작용을 하며 염증을 일으키는 프로스타글란딘의 생성을 저지해 소염 효과를 보인다. 그 밖에 다른 식이섬유처럼 정장 효과도 있다.

귀리 식이섬유(Oat Fiber)

- ■ 귀리 분류
  - 껍질 유무에 따라 겉귀리, 쌀귀리
  - 이삭 모양에 따라 Tree형, Side형, Compact형
  - 색의 종류에 따라 적, 백, 황, 회, 흑
- ■ 연맥 기울로 오트밀로 식용해왔으며 영양가가 높고 많이 먹어도 소화불량을 일으키지 않는다.
- ■ 성분
  - 주성분 : 전분질
  - 단백질(일정량의 라이신 함유) : 라이신/트립토판
  - 지방산 : 불포화지방산(75~80퍼센트), 포화지방산(20~25퍼센트)
  - 식이섬유 : 불용성(셀룰로스, 헤미셀룰로스, 리그닌)
  - 베타글루칸
  - 인, 칼슘
- ■ 기능
  - 혈중 콜레스테롤 수치 저하
  - 혈당, 인슐린 안정화
  - 소염 효과 : 프로스타글란딘 생성 저지
  - 정장 효과

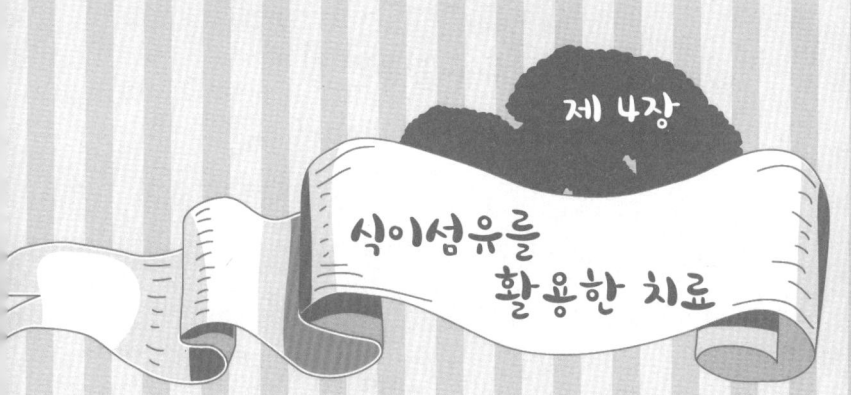

제 4장

식이섬유를 활용한 치료

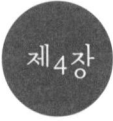

식이섬유를 활용한 치료

1. 변비

변비란 변을 보기 힘든 상태를 말한다. 배변 습관이 규칙적이지 않고 장운동이 약한 상태에서 유익균과 유해균의 균형이 깨져 유해균 우위 상태에 놓이면 독소가 분비된다. 이때 독소가 대장 점막의 모세혈관으로 흡수되어 여러 부위에서 자가중독 증상이 나타난다. 그 원인을 살펴보면 다음과 같다.

첫째, 현대인이 정제 및 가공한 음식, 인스턴트식품을 선호해 식이섬유 섭취가 부족하다.

둘째, 바쁜 일상 때문에 변의를 참는 습관이 있고 운동 부족으로 장운동이 활발하지 않다.

셋째, 여러 가지 스트레스로 인해 자율신경 균형이 깨지면서 장운동 불균형이 나타나고 있다.

넷째, 현재 밀가루 음식, 유제품, 흰 설탕이 듬뿍 들어간 당질 음식, 소고기·돼지고기 등의 붉은 살코기, 알코올, 맹목적으로 마시는 중독성 커피가 우리의 식문화를 점령하고 있다. 이러한 산성 음식이 변비의 큰 원인인데 우리 몸에 산성 음식이 들어오면 독소로 작용하기 때문에 신체 방어적으로 독소에 대항하는 점액 분비가 늘어난다. 이렇게 증가한 점액들이 끈적끈적한 변이나 딱딱한 변을 만드는 것이다. 여기에다 충분한 수분을 섭취하지 않아 변이 더욱더 딱딱해지면서 변비가 심해진다. 흡연 역시 변비의 원인으로 작용한다.

변비

- **변비: 변을 보기 힘든 상태**
  - 배변이 불규칙하고 장운동이 약하다.
  - 유해균 성장으로 독소가 분비된다.
  - 대장 점막 모세혈관으로 독소가 흡수된다.
  - 자가중독 증상이 발생한다.
- **원인**
  - 영양(식이섬유) 부족
  - 변 참기: 만성변비 시작
  - 운동 부족
  - 스트레스
  - 독 음식(밀가루 음식, 유제품, 흰 설탕, 붉은 살코기, 커피), 약물, 담배
  - 만성탈수

대변은 약 3분의 2가 수분이고 나머지 3분의 1은 음식물 찌꺼기, 소화되지 않은 셀룰로스, 새로이 교체되면서 떨어져 나온 장 점막세포, 장내세균 등으로 구성된다. 따

라서 만약 배변량이 줄었다면 이는 장이 보내는 적신호라고 할 수 있다.

대변의 상태를 보면 장의 상태를 짐작할 수 있고, 장의 상태는 결국 몸 상태와 현재의 면역 상태를 보여주는 척도다. 이상적인 변은 바나나 모양의 황금색이며 담즙산이 많을 때는 갈색을 띠고 담즙산 분비가 적으면 백색 변을 본다. 굳기는 치약 정도가 좋으며 질척하거나 걸쭉한 (설사) 변, 딱딱한 변은 좋지 않다. 또한 좋은 변은 냄새가 적으며 구린내가 심한 변은 좋지 않다. 처음에는 물에 떴다가 서서히 가라앉는 변이 좋은 변이다.

숙변이란 변이 장에 오랫동안 머문 상태의 변을 말한다. 하지만 이것은 기능적 의미로 해석하는 것이 좋으며 변을 봐도 시원치 않거나 일주일에 사흘 이상 변을 못 보는 상태가 장기간 반복되면 만성변비 상태라고 보면 된다.

대변이 잘 나오게 해주는 '장을 위한 3대 먹거리'에는 충분한 식이섬유, 윤활제, 충분한 수분이 있다.

> **대변의 상태**
>
> - 구성 : 70퍼센트 - 수분
>
>   30퍼센트 - 음식물 찌꺼기, 셀룰로스(섬유소), 미소화물, 불필요한 세포 및 세균
> - 숙변 : 변을 봐도 시원치 않거나 일주일에 사흘 이상 변을 못 보는 상태가 장기간 반복되는 만성변비
> - 색깔
>   - 갈색 : 담즙산이 많이 분비될 때
>   - 황금색 : 이상적인 대변
>   - 백색 : 담즙산이 적게 분비될 때
> - 장을 위한 3대 먹거리 : **식이섬유, 윤활제, 수분**

변비의 종류는 매우 다양하지만 크게 세 가지로 볼 수 있다.

첫째, 일과성 변비다. 이것은 살을 빼기 위한 식사량 감소, 커피 및 청량음료 섭취에 따른 수분 섭취 부족, 여러

가지 스트레스로 인한 교감신경 활성화로 장운동이 불균형을 이룰 때 발생한다.

둘째, 기능적 변비(상습적 변비)다. 이것은 장운동 변화가 계속되면서 자율신경이 불균형 상태에 놓일 경우 생긴다. 여기에는 장운동이 약해서 생기는 이완성 변비와 장운동이 너무 강해서 오는 경련성 변비, 변을 참다 보니 변의를 느끼지 못해서 오는 직장형 변비가 있다.

셋째, 기질적 변비다. 이것은 장 폐색으로 인한 기질적 질환으로 생긴다.

변비의 세 가지 종류

- 일과성 변비 : 적은 식사량, 수분 섭취 부족, 스트레스
- 기능적 변비(상습적 변비)
  - 이완성 변비(결장성 변비) : 약한 장운동
  - 경련성 변비 : 강한 장운동, 스트레스
  - 직장형 변비 : 변의를 느끼지 못함
- 기질적 변비(증후성 변비) : 질병 - 장 폐색, 장염
  * 장 청소(장 스케일링) - 찌꺼기, 통증, 자가중독증 해결
  * 변비 = 유해균 우세 = 면역력 저하

주로 정제 및 가공한 음식을 먹는 현대인과 외식을 주식으로 하는 현대생활에서는 변비가 생길 수밖에 없다. 물론 갈수록 늘어나는 만성질환과 생활습관병의 근본 원인이 변비에 있다고 말하면 지나친 표현일지도 모르지만 이것은 한 번쯤 고려해볼 만한 문제다.

모든 건강의 기초는 변비 해결로부터 시작해야 한다. 그렇다고 숙변이 있다, 없다가 중요한 게 아니라 만성변

비로 인해 장내 독소가 증가하거나 장내 세균 불균형으로 여러 가지 균형이 무너지면 결과적으로 노화와 질병이 발생하므로 변비를 가볍게 생각하는 우를 범하지 않아야 한다.

무엇보다 자기 나름대로 장을 한 번씩 씻어내고 비우는 장 스케일링으로 장내 찌꺼기를 제거하고, 장내 유익균과 유해균의 균형을 맞춤으로써 음식과 영양소에 의한 자가중독증을 해결하는 지혜를 키워야 한다.

변비는 유해균이 우세한 상태를 말한다. 이는 몸의 균형이 무너졌고 내 면역력이 떨어져 있다는 것을 알려주는 우리 몸의 신호다. 따라서 평소에 충분한 식이섬유와 수분, 유산균 섭취를 기본으로 하고 경우에 따라서는(이완성 변비) 장운동을 강화하는 식품 등을 섭취해야 한다.

2. 클린(디톡스)

요즈음의 영양 트렌드는 해독에 있다. 즉, 무엇을 어떻게 먹는가도 중요하지만 현대인이 많이 접하거나 섭취하는 독소를 제거하고 클린하는 디톡스야말로 건강의 기본이다.

클린 프로그램은 그동안 내 몸에 쌓인 여러 독소를 청소하고, 그 이후에는 새로운 식습관과 생활습관으로 나아감으로써 더욱 젊고 건강해지는 프로그램이다.

클린에서는 일차적으로 독소가 쌓인 부위에서 독소를 혈액이나 임파계로 배출한다. 이것은 간으로 보내지고 간에서 해독 작용을 한다. 이렇게 처리한 독소는 장으로 보내져 변으로 배출되는 3단계를 거친다.

독소는 대부분 지방조직에 많이 쌓여 있다. 그러므로 식사량을 줄여(1일 1식이나 1일 2식) 내 몸의 해독 시스템을 작동시킴으로써 지방을 연소해 독소가 배출되도록 해야 한다. 이때 충분한 항산화제를 섭취해 간의 해독 작용을 도와야 한다. 그리고 이렇게 처리한 독소가 장에서 잘 배설되도록 충분한 식이섬유 섭취가 필요하다.

클린에서 가장 중요한 단계는 독소의 흡착과 원활한 배설은 물론 독소의 재흡수가 일어나지 않도록 하는 배설 단계다. 변비가 생기지 않게 해야 좋은 결과를 얻을 수 있기 때문이다. 따라서 식이섬유가 중심이 되는 해독 프로그램이 가장 효과적이라고 할 수 있다.

클린이란?

- 독소와 스트레스 → 디톡스
- 식습관과 생활습관 → 습관 교정 → 젊어진다(건강)
- 클린의 3단계
  - 배출 단계: 독소가 조직에서 순환계로
  - 중화 단계(간 해독): 지용성 독소 → 수용성화(by 시토크롬 P450 효소)
  - 배설 단계: 장 해독

3. 비만

비만이 현대인의 고민이 되어버린 오늘날, 온갖 다이어트 제품이 판을 치면서 다이어트 시장이 폭발적으로 늘어났다. 그런데 아이러니하게도 비만 인구는 해가 갈수록 증가하고 있다. 이 얼마나 안타까운 일인가.

비만은 지방이 존재하는 부위에 따라 피부 바로 밑에 있는 피하지방형과 내장 주위에 쌓여 있는 내장지방형으로 나뉜다. 피하지방형은 하체가 비만한 것으로 서양 배 모양으로 나타나 몸매를 망가뜨리는 형이다. 이것은 20~30대 여성에게서 많이 볼 수 있으며 지방흡입술이 빠른 효과를 내기도 한다.

내장지방은 주로 소장, 대장 주위와 장간막 등에 축적되는 지방으로 상체형 비만을 만들어 사과 모양의 몸매를 만든다. 남성형 비만이나 갱년기 이후 여성들에게서 많이 나타나며 여러 가지 대사성질환에 영향을 미친다.

과거에는 지방이 쌓이는 원인에 대해 이런저런 설이 많

앉다. 지금은 현대인의 탄수화물 중독에 따른 고인슐린혈증으로 인해 지방세포에 지방이 가득 차서 내장지방이 증가하는 것으로 알려져 있다.

결론을 말하자면 식이섬유는 혈당 상승을 억제하고 혈당을 서서히 올림으로써 그에 비례해 분비되는 인슐린의 농도도 낮게 유지해준다. 지방 축적 작용을 막아주는 인슐린의 이러한 원리를 잘 활용한다면 날씬하고 요요 없는 체중관리가 훨씬 수월해질 수 있다.

> **비만**
>
> - 지방 존재 부위
>   - 피하지방: 피부 바로 밑 지방
>   - 내장지방: 내장 주위를 둘러싸고 있는 지방
> - 생기는 나이와 시기
>   - 소아 비만, 청소년 비만, 산후 비만, 갱년기 비만
> - 지방 존재 부위의 모양
>   - 사과형: 상체형 비만 - 내장지방형
>   - 서양배형: 하체형 비만 - 피하지방형
> - 지방 축적의 주된 작용은 탄수화물 섭취 증가에 따른 인슐린 과다 분비다.

4. 대사증후군

과거에는 성인병이라 하여 비만, 고혈압, 당뇨, 고지혈증을 각각의 질병으로 보았다. 하지만 최근에는 이들 질병을 탄수화물 중독에 따른 고인슐린혈증으로 발생하는 대사증후군으로 부르고 있다. 현대인의 잘못된 식습관에

서 비롯된 생활습관 문제로 인해 발생한다고 해서 '생활습관병'으로 부르기도 한다.

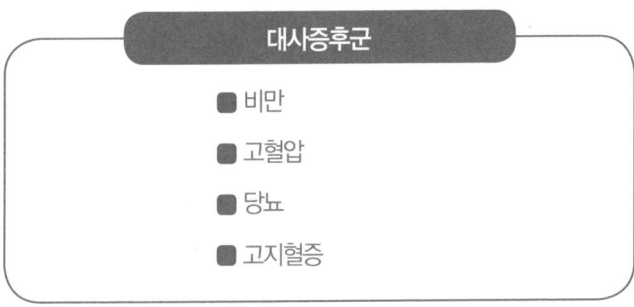

수용성 식이섬유 섭취가 부족할 경우 영양소의 많은 흡수(특히 당대사 이상)로 비만이 발생한다. 만약 소장에서 당 흡수 과다로 탄수화물 중독증이 생기면 인슐린 저항성에 따른 당뇨병이 생긴다. 또한 담즙산 재흡수 증가와 간에서 담즙산을 생성하기 위한 콜레스테롤 이용이 감소하면서 혈중 콜레스테롤 증가로 여러 가지 허혈성 심장질환이나 동맥경화증 등이 발생한다.

식이섬유 섭취 시 콜레스테롤 상승 억제는 거의 확실하지만, 중성지방에 대한 작용은 아직 많은 연구가 필요하다. 여하튼 식이섬유는 이온 교환 작용으로 나트륨의 배설을 촉진하고 칼륨, 칼슘의 흡수로 혈압 상승을 막는 효과가 있다.

5. 장내세균 균형

우리 몸에서 보이지 않는 장기로 불리는 장내세균은 성인에게 100종류 이상이 있는데, 이는 숫자로 100조 개가 넘으며 전체 무게가 약 1~2킬로그램에 달한다.

장내세균은 우리 몸에 유익한 역할을 하는 유익균과 그러한 유익균에 대항하는 유해균으로 나뉜다. 이처럼 장내 환경을 지배하는 두 균의 비율에 따라 우리 몸의 면역 상태나 건강 상태가 결정된다. 유익균과 유해균의 비율은

85:15로 알려져 있으며 유익균은 병원균과 싸워 유독물질을 배설하고 면역세포인 NK세포나 T세포를 활성화한다. 또한 완전히 소화되지 않은 음식물을 추가 분해해 영양을 획득하게 하고 비타민을 생산한다. 그밖에 뇌 활성물질의 전구체를 뇌로 보내며 초산, 유산 등의 장 연동운동 촉진을 통해 변비를 예방하는 효과를 낸다.

유익균은 발효균이고 유해균은 부패균으로 건강의 열쇠는 장 속을 부패가 아닌 발효 상태로 유지하는 데 있다. 특히 노화는 장내에서 시작되기 때문에 면역 증가와 항노화를 위해서는 유산균제를 반드시 복용해야 한다. 결국 이러한 유산균의 먹이가 되는 식이섬유의 충분한 섭취가 필수적이다.

장내세균(장 속의 장기) - 유익균:유해균

- 장내세균총 균형 : 성인 100종류, 100조 개, 1~2킬로그램
- 유익균(플로라=꽃밭) : 유해균(잡초) = 85 : 15
- 유익균
  - 병원균과 싸워 유독물질 배설
  - 몸의 저항력 상승 : 면역세포(NK세포, T세포) 활성화
  - 음식물 추가 분해 : 영양 획득
  - 비타민 생산, 도파민과 세로토닌 전구체를 뇌로 보냄
  - 변비 예방 : 초산, 유산의 장 연동운동 촉진
- 유해균 : 단백질 부패 - 유독물질, 노화 촉진, 발암물질 생산
  - 대장균 선호 : 소화가 덜된 동물성 단백질이 완벽한 먹거리, 알칼리성 성장 환경
  - 포도상구균, 웰치균 : 프로테우스, 클로스트리듐, 엔테로박테리아
- 중간균 : 박테로이데스, 유박테리움, 혐기성 연쇄구균
- 유익균 : 발효, 유해균 - 부패(pH8 이상)

  건강의 열쇠 = 장 속을 부패가 아닌 발효 상태로 유지

  * 노화는 장내에서 시작되므로 유산균제를 반드시 복용해야 한다.

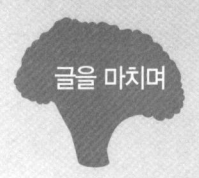

글을 마치며

영양학에도 트렌드가 있다는 생각이 든다.

90년대 말만 하더라도 비타민을 먹어야 한다는 주장과 식사만 잘해도 된다는 주장이 대립했다. 그러다가 2000년 초반 활성산소라는 말이 떠돌기 시작했고 항산화제를 먹어야 한다는 말이 널리 퍼지면서 비타민 C와 오메가-3가 어느덧 국민영양제가 되어버렸다.

안 먹자니 불안하고 먹어도 당장 눈앞에 결과가 나타나지 않다 보니 아직도 반신반의하는 눈빛으로 영양제를 약으로 여기는 시선이 많은 게 현실이다.

지난 10여 년간 우리나라 영양학은 조용히 수면 아래 잠든 채 지내오다가 2010년 이후 디톡스(해독) 열풍이 불기 시작했다. 더불어 해독 프로그램이 TV나 각종 매스컴의 건강 대명사로 떠올랐다.

다른 한편으로 질병의학의 첨단화와 전문화가 약품산업 및 의료기기산업의 비약적인 발전을 이끌면서 병원의 대형화, 집중화가 이뤄졌다. 하지만 건강관리산업, 즉 예방의학은 의사들의 무관심과 무지 속에서 아주 서서히 발전하고 있다.

아무튼 건강관리의 주체는 의사가 아닌 각자의 몫이다. 그러므로 우리는 스스로 건강관리의 프로슈머가 되어야 한다. 특히 21세기의 블루오션으로 떠오른 건강관리산업과 웰빙산업의 성장 속에서 지금은 장이 우리 몸의 뿌리로 알려지고 있다. 그 뿌리의 중심에는 유산균이 있으며 식이섬유는 바로 유산균의 먹이다. 덕분에 식이섬유의 가치가 널리 알려지기 시작하면서 현대인의 식습관 변화로 생긴 만성변비와 여러 가지 대사성질환의 예방 및 치료에 좋은 식이섬유의 중요성이 크게 부각되고 있다.

최근에는 임상 실험을 끝낸 대사성질환 치료 및 예방에 도움을 주는 식이섬유보충제가 등장함으로써 새로운 건강관리산업의 한 획을 그었다.

매 끼니마다 식사 전이나 식사 중에 먹는 식이섬유보충제의 작은 효과는 조금씩 쌓이고 쌓여 내 몸에 커다란 변화를 만들어낸다. 이러한 식이섬유를 통해 지혜롭게 건강을 관리해 젊고 건강하고 날씬하게 살아갔으면 한다.

| 참고 문헌 |

정동효·심상국·노봉수·황재관·김철호 공저, 《식이섬유의 과학》, 신광문화사, 2004.

피터 J. E. 베르데겜 저, 박희선 역, 《내 몸을 살리는 식이섬유》, 용안미디어, 2007.

주부와생활사 저, 황혜숙 역, 《독소가 내 몸을 망친다》, 동도원, 2012.

나쓰이 마코토 저, 윤지나 역, 《탄수화물이 인류를 멸망시킨다》, 청림Life, 2014.

후지타 고이치로 저, 노경아 역, 《장내 유익균을 살리면 면역력이 5배로 높아진다》, 예인출판사, 2014.

서재걸 저, 《슈퍼유산균의 힘》, 위즈덤하우스, 2014.

문동성 저, 《Why 클린, How 클린》, 아이프렌드, 2014.

김우상 저, 《어쩌다가 내 몸이 엉망진창이 되어버렸을까》, 좋은 땅, 2014.